DISSERTATION

SUR LE DANGER

DE

LA RÉSECTION DES CÔTES

ET DE L'EXCISION DE LA PLÈVRE DANS LES MALADIES
CANCÉREUSES ;

ET

SUR LA POSSIBILITÉ DE GUÉRIR L'HYDROPISIE DU
PÉRICARDE ;

PAR P. L. A. NICOD,

Chirurgien du Roi, par quartier; Chirurgien en
chef de l'hôpital Beaujon, etc.

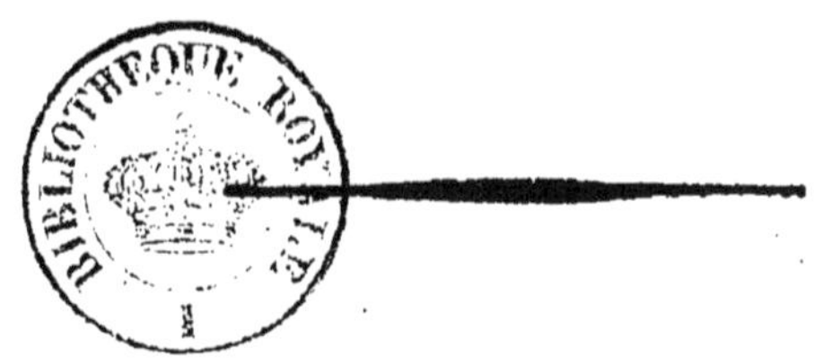

A PARIS,

CHEZ {
MIGNERET, Imprimeur-Libraire, rue du Dragon,
F. S. G., N.º 20 ;
GABON, Libraire, rue de l'Ecole de Médecine,
N.º 3o.

1818.

DISSERTATION

SUR LE DANGER

DE LA RÉSECTION DES CÔTES,

ET DE L'EXCISION DE LA PLÈVRE DANS LES MALADIES CANCÉREUSES,

ET

SUR LA POSSIBILITÉ DE GUÉRIR L'HYDROPISIE DU PÉRICARDE.

L'un des privilèges de la critique est de venger la vérité des atteintes qui lui sont portées par le talent comme par la médiocrité.

CE principe est si généralement reconnu par tout le monde, que tout homme qui cultive les sciences exactes, doit à celle qu'il professe en particulier, autant qu'à lui-même, un examen raisonné des erreurs qui peuvent devenir funestes à l'espèce humaine.

L'impulsion donnée aux sciences par les succès obtenus récemment des découvertes faites dans tous les arts, a rendu les hommes si avides de gloire, qu'on ne peut s'empêcher de concevoir quelqu'inquiétude pour le pauvre esprit humain, si la froide raison, la critique impartiale, ne viennent rappeler les hommes de nos jours à l'art qu'ils se flattent d'avoir tant perfectionné, à l'art de raisonner.

Telles sont les premières réflexions que m'a suggérées *l'Histoire d'une résection des côtes et de la plèvre*, lue à *l'Académie Royale des Sciences de l'Institut de France, par M. le Prof. Richerand.*

Après avoir fait remarquer, avec raison, que

les fastes de l'art n'offrent aucun exemple d'une si étrange opération, M. Richerand nous apprend « que M. Michelleau, officier de santé à Nemours,
» âgé de quarante ans, portait depuis trois ans, sur
» la région du cœur, une tumeur cancéreuse, dont
» au mois de janvier dernier, un chirurgien du
» voisinage pratiqua l'extirpation ; qu'à la levée du
» premier appareil, un fongus sanglant parut au
» centre de la plaie : que malgré une cautérisation
» pratiquée à chaque pansement, il repullulait avec
» activité ; qu'une seconde opération, dans laquelle
» on mit les côtes à nu, et on alla jusqu'à la plèvre,
» fut également suivie de nouvelles fongosités qui
» se reproduisirent malgré les cautérisations répé-
» tées, à l'aide desquelles on essaya de les réprimer.
» Que le malade vint à Paris, au mois de mars, bien
» décidé à tout souffrir, dans l'espoir d'être délivré
» d'un mal horrible, et d'échapper à une mort iné-
» vitable.

» A cette époque, un énorme fongus, brunâtre et
» mollasse, produisant une sanie abondante, rou-
» geâtre et très-fétide, s'élevait de la plaie ; les
» douleurs néanmoins étaient modérées : il n'y
» avait ni sueurs ni diarrhée colliquative, mais
» *une toux ancienne et habituelle.* »

C'est dans cet état des choses, que M. R. se décida à enlever le fongus, à réséquer la sixième et la
septième côtes, ainsi qu'à exciser une portion de la
plèvre ; procédé opératoire qu'un autre chirurgien,
non moins habile, avait refusé, m'a-t-on dit, de
pratiquer, quoiqu'il eût consenti à assister à l'opération. Quoiqu'il en soit, du procédé opératoire et

de ses suites, examinons d'abord si l'opération devait être pratiquée. Je me crois d'autant plus autorisé à entrer dans cette discussion, que M. R. ne s'est pas contenté de pratiquer une opération hasardeuse et d'en faire imprimer l'histoire, mais qu'il s'est efforcé d'en faire pressentir des espérances illusoires qui tromperaient bientôt d'autres chirurgiens et d'autres malades, si les fausses conséquences qu'il en a déduites n'étaient mises au jour avec toute l'impartialité que réclame un fait qui doit, par son importance, ou faire faire des progrès à l'art de guérir, ou borner les règles qu'un opérateur doit suivre, lorsqu'il instrumente son semblable.

La maladie dont il s'agit était évidemment de nature cancéreuse, puisqu'elle a repullulé après une première extirpation ; puis après une seconde, « *quoiqu'on eût mis les côtes à nu, et qu'on fût* » *allé jusqu'à la plèvre.* » Ces diverses circonstances n'indiquaient-elles pas assez que les racines du mal s'implantaient dans cette membrane ; et sans le moindre effort de génie, ne devait-on pas voir dans l'histoire de la maladie de M. Michelleau, qu'elle ne pouvait être parfaitement enlevée qu'en excisant la plèvre ?... Mais si cette excision était en effet indispensable, était-il permis au plus petit physiologiste, à plus forte raison à M. le professeur R...., de ne pas en calculer toutes les conséquences ; car, 1.º une ouverture large de la poitrine donne lieu à l'affaissement instantané du poumon correspondant à la cavité ouverte, et à l'abolition des fonctions de ce poumon. 2.º Dans l'individu qui survit à une pareille blessure (comme on l'observe si souvent aux armées), la plèvre s'enflamme ; sa sécrétion sé-reuse se change en matière purulente ; l'abondance de la suppuration épuise de jour en jour le malade , qui finit par succomber ; ou bien la cavité saine de la poîtrine s'aggrandit un peu par l'extension du médiastin qui n'est plus retenu sur la ligne médiane par le poumon affaissé, tandis que les côtes s'en rapprochent insensiblement , en s'abaissant les unes sur les autres , et perdant de leur courbure à me-sure que leur nutrition s'altère par les changemens survenus dans leurs mouvemens. Les observations d'empyème recueillies dans les Mémoires de l'Aca-démie de Chirurgie et les Journaux de Médecine , ainsi que celles de plusieurs praticiens distingués , entr'autres de M. Larrey, chirurgien en chef de l'hôpital de la Garde Royale, et qui possède un sque-lette curieux sous ce rapport , n'offrent rien qui ne confirme ce que je viens d'avancer. Mais pour don-ner une idée plus précise de la promptitude avec laquelle une des cavités de la poitrine peut se rétré-cir après l'opération de l'empyème , j'ajouterai qu'ayant fait cette opération le 1.er avril 1812 , en présence de M. Fouquier , médecin de l'hôpital de la Charité, nous trouvâmes, *seulement vingt-cinq jours après l'opération* , la distance des côtes au médiastin , réduite à deux pouces , dans l'endroit le plus large de la cavité malade.

3.º Quand on a véritablement ouvert la poitrine pour donner issue à un épanchement sanguin , ou séro-purulent, on a toujours pris les plus grandes précautions pour éviter l'accès de l'air , et ses mau-vais effets sur la suppuration de la plèvre. Quelque soin qu'on y apporte, il est impossible de l'empêcher, dès que la presque totalité du fluide est écoulée. Mais dans les cas d'hydrothorax ou de pleurésie chronique, cette circonstance est parfaitement indifférente sous le rapport du poumon ; car l'affaissement de ce viscère a déja eu lieu par la pression du liquide épanché, ainsi que son adhérence à la partie supérieure de la cavité, par l'inflammation de la plèvre. Ici, le poumon a cessé ses fonctions petit à petit, à mesure que l'épanchement a augmenté ; le sang a pu aggrandir ses passages à travers le poumon sain, en proportion de ce qu'il perdait dans le poumon malade ; la respiration a, pour ainsi dire, contracté l'habitude de se faire lentement et avec peine ; la nature, en un mot, a présidé à la grande révolution qui s'est faite dans les deux fonctions les plus importantes de notre économie. Il n'en est pas de même lorsqu'une des cavités de la poitrine est ouverte de manière à donner un libre accès à l'air extérieur. Alors le poumon est affaissé instantanément ; la suffocation est plus imminente ; tous les accidens qui suivent l'opération de l'empyème sont à craindre.

Voyons maintenant pourquoi M. Michelleau ne les a pas tous éprouvés, et pourquoi son dernier opérateur a été plus heureux que prudent. M. R.... nous l'apprend lui-même. Il a trouvé la plèvre épaissie, au point qu'il a pu en enlever huit pouces carrés, sans que l'air introduit dans la poitrine ait affaissé le poumon ; sans que les artères intercostales aient fourni d'hémorrhagie ; sans que la suppuration de l'intérieur de la poitrine ait duré plus de dix-huit jours ; enfin, avec un bonheur tel, que *le péricarde* et le poumon se sont si bien réunis au contour de l'ouverture quadrilatère, qu'ils ont facilité l'écoulement de la sérosité purulente, sans pour cela permettre à l'air d'affaisser le poumon ; car si M. R.... avait observé ce phénomène, il nous en eût probablement parlé, ainsi que de ses craintes sur un épanchement dans la poitrine, à la suite du rétrécissement de la plaie.

Comment donc expliquer tant de phénomènes étonnans pour ceux qui n'y ont pas réfléchi ? Par l'habileté de l'opérateur ? Non sans doute ; car l'habileté d'un opérateur ne pourrait pas empêcher deux artères intercostales de verser du sang lorsqu'elles auraient été *divisées dans l'état sain, même avec des ciseaux*. M. R.... ne pourrait pas soutenir non plus que le calibre des vaisseaux eût été diminué par les cautérisations antécédentes (*qui ne furent faites que dans l'intervalle de deux côtes*) ; parce que, dans ce cas, il n'y aurait eu qu'une artère de cautérisée, et qu'il a dû nécessairement en couper deux au moins.

Abordons enfin le point délicat de la question : la plèvre était cancéreuse. En faut-il davantage à ceux qui ont observé un certain nombre de cancers avec attention ? Non assurément ; car ils savent que si le cancer développe les vaisseaux sanguins qui l'avoisinent, on trouve très-souvent oblitérés les vaisseaux sanguins qui traversent les tissus entièrement convertis en substance lardacée. « *Le léger déchirement de la plèvre* » opéré en enlevant la septième côte, les tentatives que l'opérateur fit « avec sa main gauche », pour modérer l'irruption de l'air dans la poitrine, tout annonce que M. R.... fut pressé de terminer l'excision de la plèvre comme il pût, et ne chercha pas à s'assurer s'il en laissait quelques parties malades. Sans avoir été témoin de l'opération, et ne la jugeant que sur le texte imprimé par M. R...., ne serait-il pas permis d'établir les propositions suivantes, sans être confondu avec ceux qui auraient critiqué M. R...., sur de mauvaises informations, ou sans bonne-foi, ou ne jouissant pas de leur bon sens.

Première Proposition. Les artères intercostales n'ayant pas fourni de sang, quoiqu'elles eussent été divisées dans un lieu où elles n'avaient pu être cautérisées, l'on doit en conclure que l'affection cancéreuse s'étendait au-delà du lieu où la section de la plèvre a été faite, et que l'état lardacé de cette membrane est la véritable cause qui a empêché les artères intercostales de donner du sang pendant l'opération.

2.ᵉ *Proposition.* Cette opinion se trouve confirmée par la nature même de la maladie, par son opiniâtreté après les deux premières opérations, et par l'épaisseur même de la plèvre enlevée, qui était de plusieurs lignes.

3.ᵉ *Proposition.* La cavité de la poitrine ayant été ouverte assez long-temps pour permettre d'examiner le péricarde après l'opération et pendant les huit premiers pansemens, le poumon aurait dû être affaissé et refoulé à la partie supérieure de la poitrine, s'il eût été sain; mais s'il est resté véritablement adhérent au pourtour d'une ouverture pratiquée à la partie inférieure de la poitrine, c'est une preuve qu'il était déja malade au moment de l'opération : circonstance qui, seule, eût dû la faire rejeter, si M. Richerand eût mieux su apprécier *une toux ancienne et habituelle.*

4.ᵉ *Proposition.* — S'il est bien vrai que le poumon gauche, au moment de l'ouverture de la poitrine, se trouvât *refoulé avec violence et comprimé par l'air extérieur*, serait-il vraisemblable que la cavité de la poitrine une fois remplie d'air, celui-ci eût permis au poumon de contracter des adhérences (en quatre jours) avec trois côtés de l'ouverture quadrilatère. Car de deux choses l'une : si l'air introduit dans la cavité y est resté, il a dû empêcher le poumon de se dilater jusqu'à la huitième côte ; ou s'il en a été expulsé à travers l'appareil par l'un des mouvemens de la respiration, il y est rentré par l'autre, effet suffisant pour s'opposer aux adhérences qu'on a trouvées le long du bord inférieur de l'ouverture.

5.ᵉ *Proposition conciliatrice.* — N'est-il pas bien plus probable, que le poumon, déjà malade avant l'opération, assez dur et engorgé pour ne pas pouvoir être affaissé par l'air extérieur, s'est trouvé retenu près de l'ouverture, soit par son poids accidentel, soit par des adhérences contractées avant l'opération.

Sans une de ces deux circonstances, pourrait-on concevoir que la cavité thoracique se soit entièrement oblitérée en quinze ou dix-huit jours.

Mais ne perdons pas de vue M. Michelleau, quoique M. R.... se hâte de nous apprendre que son ma-

lade *quitte Paris le* 27.*e jour après l'opération,
muni d'une plaque de cuir bouilli pour recouvrir
la cicatrice, quand elle sera achevée* ; l'on ne doit
pas encore être sans inquiétude sur son malheureux
sort. On m'apporte une lettre de Nemours (1). En
effet, le courageux, l'intrépide Michelleau, qui s'était
pour ainsi dire offert en holocauste à la chirurgie,
a terminé sa triste existence.

Peu de jours après son retour à Nemours, de
nouveaux fongus s'élevèrent des bords de la plaie,
se multiplièrent et grossirent prodigieusement. Le
suintement ichoreux devint extraordinairement
abondant, et se supprima avant la mort, de manière
à laisser croire que l'état de suffocation dans lequel
le malade expira, dépendait d'un épanchement sur
le diaphragme.

Il est à regretter que l'autopsie n'ait pas été faite.
Pour les progrès et l'honneur de la chirurgie,
M. R. n'eût pas dû négliger de la recommander à
ses confrères. Elle nous eût appris les différences
que M. le professeur avait trouvées entre le cancer
de son *cher confrère Michelleau* et le cancer des
malades de l'hôpital Saint-Louis que M. R. n'a
point opéré, quoique leur mal s'étendît jusqu'à la
plèvre : elle nous eût appris pourquoi ces beaux
bourgeons charnus que présentaient au 27.*e* jour
le péricarde, le poumon et les bords de la plaie,
produisirent, aussitôt après, de nouveaux fongus,

---

(1) Lettre du Maire de la ville, magistrat éclairé et médecin
instruit, dans laquelle les amis de la vérité pourront lire des
détails intéressans.

qui firent périr misérablement le malade qui avait eu la sottise de se soumettre à une opération absurde, dans un temps, où « Les douleurs néanmoins » étaient modérées : il n'y avait ni sueurs, ni diarrhée colliquative, mais une toux ancienne et » habituelle. »

Avoir développé, d'après le texte même de l'illustre professeur R., toutes les circonstances d'une opération fameuse, en avoir éclairci la théorie d'après le résultat des observations les plus précises en physiologie et en pathologie, n'est-ce pas avoir recherché la vérité avec une impartialité dont me sauront gré probablement l'auteur du Mémoire et l'auteur du Rapport : car leur désir étant de relever l'éclat de la chirurgie française, ils ne peuvent trouver mauvais qu'on les avertisse des fausses routes qu'ils ont prises, afin d'empêcher les étrangers de dire qu'il n'y a plus de chirurgiens en France. En effet, qu'ont ils pensé de la riche héritière de l'Académie de Chirurgie, ces étrangers, lorsqu'ils ont appris (par les même journaux qui annoncent les spectacles de la capitale (*), qu'au sein de la Faculté de Médecine de Paris, au milieu de l'auguste Académie des Sciences de l'Institut de France, on s'est applaudi de ce qu'une opération

______

(*) Ce n'est pas en s'affichant dans les Journaux, que Morand, Louis, Moreau, Vicq-d'Azir, Desault, Sabatier et tant d'autres, ont illustré leurs noms et la chirurgie française. Plus adonnés à bien faire qu'à faire beaucoup de bruit, ils attendaient leur renommée de l'estime de leurs confrères et des malades qu'ils avaient *guéris*.

aussi téméraire ait été faite par un Français ; et qu'elle a trouvé des apologistes jusque parmi ceux à qui l'honneur commandait le plus impérieusement de la proscrire ?

Voyons maintenant si les conséquences que M. R.... a osé déduire du succès momentané qu'il a obtenu, sont plus justes que les raisons qui l'ont porté à opérer M. Michelleau. Il prétend d'abord que le péricarde, beaucoup plus transparent dans l'état de vie que sur le cadavre, doit être comparé au miroir de l'œil qui devient terne et s'obscurcit aux approches de la mort. Cette comparaison ne me paraît pas plus exacte que celle qui assimile le cancer à la gangrène. Aux approches de la mort, la cornée devient terne, parce que les paupières devenues immobiles, les larmes ne sont plus étendues par leur mouvement jusque sur le miroir de l'œil, dont l'action de l'air dessèche la surface. La mort n'apporte aucun changement analogue sur le péricarde. Mais un physiologiste qui veut être célèbre, ne peut se résoudre à être un simple physicien, et à voir les choses tout simplement, comme un autre. Tous les médecins, au jugement desquels je soumets mes réflexions critiques, savent déja que si l'on aperçoit plus distinctement le cœur à travers le péricarde d'un homme vivant, qu'à travers celui d'un mort, c'est que, pendant la vie, le cœur et ses vaisseaux propres étant plus remplis de sang, sont plus rouges, plus apparens ; parce que, dans cet état, ils réfléchissent plus de rayons lumineux. Je serais bien trompé, si les physiologistes qui honorent aujourd'hui la capitale, pensaient comme M. R.... à cet égard , et s'ils ne lui prouvaient bientôt , par des expériences raisonnées , que le péricarde ne change pas plus chez l'homme vivant que chez les animaux , et que la différence de transparence ne vient : *que de la différence opérée dans la couleur du cœur par la mort de l'individu.*

L'erreur que M. R... a consignée dans le paragraphe que je critique (page 9 de l'observation), serait-elle effacée par le soin qu'il a eu « *de profiter de l'occasion de constater la parfaite insensibilité du cœur et du péricarde.* » C'est M. R.... qui parle: « Rien n'avertit l'individu du contact des doigts doucement appliqués à ces organes. » Ces organes ! grand Dieu ! M. R.... a donc eu le courage de toucher non-seulement le péricarde, mais encore le cœur d'un homme vivant ! Rassurons - nous sur les craintes que donneraient les dissections que n'a point faites M. R.... Il se trouve encore éloigné du cœur par deux membranes distinctes , qui l'embarrasseront plus d'une fois dans son entreprise.

Le cancer qui affecte les membranes , et dont la vue ne peut pas découvrir toute l'étendue , ne doit point être opéré; parce que, 1.º le chirurgien ne peut se flatter d'enlever toute la maladie; 2.º que lors même que cet espoir serait fondé , le cancer étant une maladie susceptible de repulluler, à tous les degrés qu'il soit extirpé, l'opération faite sur une membrane ne serait raisonnable , qu'autant que l'art posséderait des moyens de prévenir les récidives. Or , M. R.... ne possédant pas ces préservatifs , n'avait aucune analogie qui lui promît la guérison de M. Michelleau ; son malade pouvait suffoquer pendant l'opération, si l'on eût été obligé de lier ou de cautériser plusieurs artères : il pouvait mourir de la suppuration de la plèvre : il est mort, en effet, pendant qu'on affichait dans Paris le succès de son opération. En faut-il davantage pour prouver le danger de l'excision de la plèvre dans les maladies cancéreuses, et empêcher d'imiter la conduite de M. R.... dans cette circonstance ?

M. R... prétend « Qu'une large ouverture, avec
» perte de substance, faite aux parois de la poi-
» trine, n'étant pas nécessairement suivie de la suf-
» focation, d'un épanchement sanguin, ou de l'in-
» flammation mortelle des organes vers lesquels
» l'air extérieur trouve alors un libre accès, on
» pourrait, dans une maladie à laquelle l'individu
» doit nécessairement succomber, une hydropisie
» du péricarde, par exemple, on pourrait, dit-il,
» pratiquer au-devant du cœur une ouverture qui
» permettrait non-seulement d'évacuer l'eau dans
» laquelle cet organe est plongé, mais encore de
» guérir radicalement la maladie, en déterminant
» l'inflammation adhésive des surfaces, par des
» procédés analogues à ceux dont on fait usage
» pour la cure de l'hydrocèle. »

De pareils argumens n'auraient pas besoin d'être rétorqués, si leur auteur n'était pas décoré du titre de Professeur de chirurgie. Mais lorsqu'on pense à tous les paradoxes que la vanité seule a fait soutenir comme des vérités utiles ; quand on réfléchit à la facilité avec laquelle l'imagination de l'élève s'égare sur les pas de son maître, et aux malheurs qui en

résultent pour l'humanité pendant plusieurs géné-
rations, toutes considérations particulières doivent
cesser : la vérité doit s'élever au-dessus de la faveur
des hommes en place.

Je crois déja avoir établi ce que l'on doit penser
du danger de la suffocation, lorsqu'on ouvre large-
ment une cavité de la poitrine. J'ai fait présumer,
ou plutôt j'ai expliqué d'une manière qui satisfera,
je l'espère, ceux qui ont bien observé les engorge-
mens squirrheux et cancéreux, j'ai expliqué, dis-je,
pourquoi M. R.... n'avait point été troublé par le
sang au milieu de la résection des côtes et de l'excision de la plèvre.

Mais supposons un moment que les artères intercostales, au lieu de se trouver comprimées, obli-
térées, au milieu d'une substance lardacée, se fus-
sent trouvées saines, comme dans un individu que
M. R.... opérerait pour un hydro-péricarde : est-ce
que le temps nécessaire pour arrêter les hémorrha-
gies ne serait pas suffisant pour produire l'affaissement du poumon, exposé à la pression de l'air extérieur ? Dès-lors le poumon n'étant pas malade,
comme celui que M. R.... a eu le bonheur de ren-
contrer, se trouverait refoulé à la partie supérieure de la cavité ; la plèvre deviendrait le siège
d'une inflammation et d'une suppuration d'autant
plus longues, que le poumon ne remplirait qu'une
très-petite partie de la cavité ; le malade périrait
après avoir passé par toutes les angoisses de la fièvre
hectique. A plus forte raison, tous ces accidens se-
raient-ils inévitables, si l'on devait prolonger l'opération pour faire la ponction du péricarde, évacuer

l'eau qu'il pourrait contenir (1), y injecter un liquide, et l'y maintenir le temps nécessaire pour déterminer l'inflammation adhésive des surfaces. En attendant que l'auteur d'un procédé opératoire si *admirable* (expression du rapporteur), nous apprenne les moyens de l'exécuter, en dépit des mouvemens du cœur, ne nous serait-il pas permis de lui demander comment il nous fera concevoir l'analogie qu'il trouve entre le testicule et le cœur, sous le rapport de leurs fonctions, pour établir, comme il l'a fait, l'analogie de traitement pour la maladie de leurs enveloppes ?... A-t-il réfléchi à la difficulté du diagnostic dans l'hydro-péricarde, à la nature et à l'opiniâtreté de ses causes, à ses complications ? Non : car M. R... paraît avoir renoncé à associer des notions de médecine aux principes de la chirurgie. Il laisse à ses confrères la tâche difficile de décider de la vie ou de la mort « D'un individu » point trop affaibli par l'âge ou par la maladie ; et » les prie de le lui adresser, si mieux ils n'aiment » tenter eux-mêmes l'opération qu'il propose. »

Avec de l'esprit, on peut proposer des opérations aussi étonnantes qu'hasardeuses ; mais avec de la science, un médecin judicieux préférera soulager les maux de son malade par des palliatifs doux, que d'abréger ses douleurs en en augmentant la violence. D'ailleurs M. R.... est trop instruit pour ignorer

---

(1) Desault était un jour déterminé à faire la ponction du péricarde : quelques circonstances firent temporiser ; le malade mourut : l'autopsie fit reconnaître qu'il n'y avait pas d'hydro-péricarde.

que le cœur est enveloppé par deux membranes séreuses contiguës par leur surface lisse, et par une membrane fibreuse, intimement unie à la séreuse externe ; tandis que l'interne est immédiatement appliquée à la substance musculeuse du cœur. Le raisonnement n'indique-t-il pas que si l'on pouvait enflammer les deux surfaces séreuses du péricarde, l'enveloppe fibreuse ferait des trois feuillets membraneux un tout qui ne serait plus extensible, qui empêcherait la dilatation du cœur, et troublerait immensément la circulation du sang, comme l'a observé Bichat? (Anat. Génér., tom. II, pag. 321.) Si, dans l'opération de l'hydrocèle par injection, l'on enflamme, non-seulement les surfaces séreuses de la tunique vaginale, la tunique albuginée et les vaisseaux spermatiques eux-mêmes ; s'il est d'ailleurs prouvé que les inflammations du péricarde, sans être assez intenses pour produire une adhérence complète, ont entraîné les malades au tombeau, la raison ne devait-elle pas faire comprendre à deux Professeurs en chirurgie, qu'on ne pourrait pas, sans commettre un meurtre, enflammer le péricarde et la substance même du cœur ? Si la péricardite est toujours mortelle lorsqu'elle est un peu intense ; si les anxiétés auxquelles le malade est exposé, le mettent à chaque instant dans une suffocation imminente, que peuvent-ils en espérer quand l'inflammation pénétrera jusqu'au tissu charnu du cœur, et qu'il y aura un poumon de moins pour entretenir la circulation et la vie ?....
Celebritas vanitas, et omnia vanitas !

Toujours aussi habile dans ses conceptions, que

les médecins sont longs et réfléchis dans leurs découvertes , M. R.... se hâte de proposer la même opération « pour mettre à découvert le poumon *par-
» tiellement affecté*, et en retrancher quelques par-
» ties en posant sur *lui* des ligatures. » *Finis coronat opus.*—Il serait curieux d'entendre l'auteur d'une si belle, d'une si utile opération, développer les signes de la maladie qui le porterait à pratiquer des ligatures sur le poumon! Quant à moi, qui sais déja que M. R.... a trouvé une grande analogie entre le testicule et le cœur, je crois lui arracher son secret, en pensant qu'il en a trouvé une aussi frappante entre l'épiploon et le poumon. Delà les ligatures du poumon !!!

O tempora ! ô mores.

Cette réflexion se place admirablement entre celles que nous a suggérées le Mémoire de M. Richerand, et les raisonnemens du Rédacteur du Rapport fait à l'Académie, le 25 mai 1818.

Une grande célébrité et une vaste érudition ne sont pas toujours les garans d'une grande sincérité et d'une bonne logique. Quantité de rapports se réuniraient au besoin pour prouver cette assertion, si celui que M. le professeur R... a sollicité de l'Académie Royale des Sciences, ne suffisait pas à mes lecteurs pour les convaincre entièrement, qu'il n'est aucune autorité, aucune puissance sur la terre, qui soit infaillible.

Au rapport de M. Percy, l'opération dont M. R... a entretenu l'Académie, « est une de ces brillantes

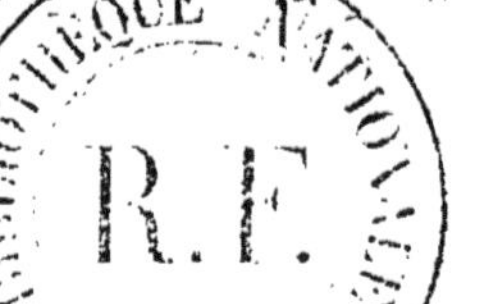

2

» conquêtes dont la chirurgie a droit de s'énor-
» gueillir. » (1) (Page 13.)

« C'est le trait d'une chirurgie extraordinaire,
» et en quelque façon héroïque (2) , dans laquelle
» on ne sait ce qu'il faut admirer le plus, ou de la
» conception du plan, ou de l'habileté de l'exécu-
» tion. » (3) (Page 14.)

« Si M. Michelleau était assez malheureux pour
» essuyer une rechute, *la superbe opération* de
» M. R.... perdrait-elle pour cela ses droits à notre
» admiration (4) et à la reconnaissance de l'art ?
» Non sans doute (c'est toujours le Rapporteur qui
» parle) ; car elle n'a point été une entreprise ha-
» sardeuse, ni un essai désespéré (5) ; l'indispen-

---

(1) Comment s'énorgueillir d'une opération qu'un vice
interne devait rendre meurtrière, d'après des milliers
d'observations ?

(2) Extraordinaire, oui ; mais héroïque, non ; à moins
que par ce mot, on ne veuille qualifier une chirurgie mê-
lée de fables.

(3) Ceux qui sauront que l'opération a duré presqu'une
heure, resteront effectivement dans le doute.

(4) Nous devons donc admirer toute opération qui fait
mourir en un mois : « un homme robuste, âgé de quarante ans, n'ayant encore ni sueurs, ni diarrhée colli-
» quative ? » pourvu toutefois que cette opération soit
faite par un professeur de la Faculté de Médecine. Quant
à la reconnaissance de l'art, ce n'est probablement pas de
l'art de guérir, dont parle ici l'illustre Rédacteur.

(5) Excepté l'auteur de l'opération et celui du Rapport,
tous les médecins n'auront qu'une opinion à cet égard.

» sable nécessité l'avait commandée (1); le savoir,
» la raison, la prudence en avait mûri le plan. » (2)
(Page 18.)

« Ainsi, le fait qui lui est si honorable, établis-
» sant non-seulement la possibilité, *mais encore la*
» *presque innocuité* (3) *de l'excision d'une cer-*

____

(1) Ici le célèbre Rapporteur cesse d'être clair et pré-
cis : il n'explique pas, si c'est *la nécessité du malade,*
ou la nécessité du chirurgien qui avait commandé l'opération. Il n'y a que M. R.... et la veuve de son malade
qui pourraient éclaircir le texte.

(2) Lisez : le savoir, la raison, la prudence en condam-
naient également le plan ; car M. Richerand a omis d'in-
sérer dans son Mémoire, qu'avant d'opérer M. Michelleau
à Paris, il était allé à Nemours lui faire une opération
dans laquelle il mit les côtes à nu, les rugina, les trouva
saines alors, mais pénétra jusqu'à la plèvre. Il ne s'est pas
souvenu probablement que ce fut après cette troisième
opération, qu'il se développa dans la plèvre l'énorme fongus dont il nous a tracé l'histoire un peu trop rapidement ;
et que le malade, effrayé de cette troisième récidive, se
décida à venir à Paris, et à souffrir tout ce qu'on voudrait
tenter sur sa maladie.

(3) Ainsi, parce qu'un seul malade ne sera pas mort
immédiatement après avoir éprouvé une grande ouverture
de la poitrine, l'opération n'aura *presque* pas fait de mal,
aura été *presque* innocente ! L'hydropisie du péricarde
céderait *peut-être* au moyen qui réussit si bien dans l'hydrocèle de la tunique vaginale. Il ne s'agirait plus (page
19 du Rapport), « qu'après avoir recueilli de bonne heure
les signes *les plus spécialement* propres à cette maladie,
de mettre à découvert la tumeur aqueuse, par l'ablation

» *taine étendue des côtes, et de la pénétration dans*
» *la poitrine par une ouverture plus ou moins*
» *grande.....* » « L'hydropisie du péricarde céderait
» peut-être au moyen opératoire qui réussit si bien
» dans l'hydrocèle de la tunique vaginale. » (P. 19.)

Qu'aurait pu ajouter M. Percy, de plus favo-
rable, pour induire en erreur un jeune praticien
inexpérimenté, ou celui même qui aurait déja pra-
tiqué beaucoup, sans une théorie qui lui permît de
juger deux Professeurs de la Faculté de Médecine de
Paris ?..... Pensait-il véritablement tous les éloges
qu'il a donnés à son cher collègue R..., et croyait-il
au succès de son opération ?.... Certes, il ne serait
pas permis d'interpréter sa pensée, s'il ne l'avait
développée lui-même dans son Rapport imprimé.
Il dit (page 17) : « Il partit (le malade) pour Ne-
» mours, où il se propose de reprendre ses fonc-
» tions, *si sa guérison ne se dément pas, et qu'il*
» *ait le bonheur, refusé à tant d'autres, d'échap-*
» *per à la récidive*, etc. »

(Page 19.) « Il faut l'avouer, la théorie de cette
» opération est *hardie*; il n'y a que l'expérience
» qui puisse la justifier, et c'est à son auteur qu'il
» appartient de l'expérimenter, etc. » Nul doute
que l'érudit Rapporteur, d'accord avec l'Académie

---

d'une portion de la côte, ou des côtes qui se trouvent
au-devant d'elle; d'ouvrir le péricarde pour donner issue
au liquide épanché, et de faire dans sa cavité des injec-
tions capables d'y exciter cette légère inflammation dite
adhésive, qui, le plus ordinairement fait tarir ces sortes
de collections. »

française, n'ait voulu exprimer par l'épithète *hardie*, une théorie qu'il serait dangereux ou difficile de soutenir : car il ajoute (page 20) : « Tout en » louant le désir de notre collègue, de pouvoir, etc., » nous ne pouvons oublier le sage conseil qu'a donné Celse, de s'arrêter aux bornes du possible et du vraisemblable : *Ne quem salvare volueris, occidisse videaris.*

Pourquoi donc des propositions aussi contradictoires se trouvent-elles dans le rapport d'un homme aussi éclairé que M. le professeur P.... ? Pourquoi n'a-t-il pas eu le courage de dire à ses honorables collègues de l'Institut, au candidat pour le fauteuil académique, ainsi qu'à tous les chirurgiens de France : *Amicus plato, magis amica veritas.* M. P.... ne s'est-il point laissé entraîner trop loin par le désir de soutenir la prééminence de la chirurgie française sur celle de nos voisins ? Notre gloire avait-elle besoin d'une opération téméraire pour soutenir avec avantage la lutte d'émulation établie entre les chirurgiens des deux pays ? Fallait-il être en France aussi extravagant qu'en Angleterre, où Park a eu la folle idée de réunir les deux os de la jambe au seul os de la cuisse, et de faire marcher un homme, après lui avoir *enlevé l'articulation du genou et une partie de la cuisse*, tandis que l'expérience prouve que la résection de plusieurs pouces des os de la jambe suffit pour entraîner un engorgement tel, que le membre conservé par les plus habiles chirurgiens, est devenu beaucoup plus incommode au malade, qu'une simple jambe de bois. Fallait-il envier la vaniteuse

prétention de Astley Cooper, qui, après avoir lié
l'artère aorte sur un chien, a eu l'atrocité de répéter
cette cruelle opération sur un homme vivant! Si
M. Abernethy a osé le premier porter une ligature
sur l'artère iliaque externe, dans un anévrisme
placé tout au haut de la cuisse, c'est l'acte d'une chirurgie transcendante et vraiment efficace, auquel
les chirurgiens de tous les pays n'ont pu qu'applau-
dir; car M. Abernethy a bien mérité de l'humanité
en indiquant aux malades affectés d'anévrisme de
l'artère crurale, une nouvelle voie de salut. Ce
succès n'a point été amené par un acte téméraire,
car M. Abernethy avait affaire à une maladie cir-
conscrite qui n'était pas d'une nature à repulluler;
il y avait possibilité physique d'arriver à l'artère
qu'il se proposait de lier, sans détruire une fonc-
tion des plus importantes de la vie, comme celle
d'un poumon entier. Les connaissances anatomi-
ques et physiologiques avaient tracé le plan de l'o-
pération de M. Abernethy; le succès en a couronné
l'exécution. Rien n'est donc moins exact que la
comparaison que M. Percy fait de cette opération
avec celle de son collègue M. Richerand, puisque
ce dernier n'a fait que confirmer aux chirurgiens,
que l'instrument est toujours impuissant contre les
maladies cancéreuses, toutes les fois qu'il ne peut
pas extirper toutes les racines du mal. MM. les professeurs Pelletan, Boyer, Dubois, ne craindraient
probablement pas de convenir que, lors même que
l'extirpation d'un cancer a été bien faite, il est
malheureusement bien commun de le voir repulluler. Or, quel succès pouvait promettre une opéra-

tion dans laquelle « *M. Richerand fit, autant qu'il*
» *pût, l'éradication, en retranchant de la plèvre*
» *une étendue de huit pouces carrés, qui était*
» *épaissie et évidemment carcinomateuse.* » Osera-
t-on le répéter ? la célébrité !...... la réputation de
chirurgien prudent, ne vaut-elle pas cent fois mieux
que celle de chirurgien téméraire ? Quelle est la
somme d'argent qui puisse faire oublier les cris de
l'humanité et de sa propre conscience !

Ceux qui ont véritablement à cœur l'honneur de
la Chirurgie, ne le placeront pas dans l'opération
de Park, ni dans celle de M. Richerand, ni dans
celle de Astley Cooper. De quelque pays que
soient les auteurs d'opérations aussi téméraires,
il est facile de reconnaître à l'empressement qu'ils
ont mis à les publier, qu'ils ont sacrifié à la renommée tous les principes d'humanité. Au con-
traire, ceux qui, avec les sentimens du véritable honneur, ont eu le malheur de pratiquer,
sans succès, des opérations hasardeuses, ont assez
fait connaître, par leur silence envers leurs confrères, le repentir qu'ils en avaient. Ils n'ont point
porté le charlatanisme jusqu'à colporter de maison
en maison les instrumens qui leur avaient servi à
mutiler les malades, afin de faire naître l'occasion
de se vanter d'une témérité ! *O tempora ! ô mores !*

Une chose qui ne paraîtra pas moins extraordinaire
aux Chirurgiens qu'aux Médecins, c'est la manière
dont le scrupuleux rapporteur s'exprime pour ex-
cuser et louer son collègue R...., page 15. « Les
» côtes avaient été mises à nu ; elles avaient même
» dû être altérées par l'action du cautère. *Peut-être*

» dans la suite, elles se seraient *exfoliées* jusqu'à
» former un *double séquestre*, qui aurait enfin ma-
» nifesté la souche cancéreuse. Mais n'eût-ce pas
» été le comble de l'imprudence et de la timidité
» que d'attendre longuement de la nature un effet
» semblable, lorsque l'art, *sans être téméraire*,
» (voy. la note 7.me) pouvait, en *quelques ins-*
» *tans*, le produire, et d'une manière encore plus
» complète ? »

Il est évident que, dans une science de faits, il
est difficile de défendre une mauvaise cause sans dé-
raisonner. Les côtes n'avaient pas été altérées par
le cautère, parce qu'il eût produit une nécrose : elles
furent altérées par la rugine de M. R...., qui les
trouva saines en présence de plusieurs témoins;
mais cela ne les a pas empêchées de devenir malades
par les progrès du cancer, et de s'ulcérer (comme
on peut le voir à la Faculté de Médecine) au point
de présenter une carie qui avait détruit toute l'é-
paisseur de la côte. Le cancer n'a jamais produit de
séquestre; il détruit, mais ne régénère aucun tissu
de l'économie animale.

Les Mémoires de l'Académie de Chirurgie ren-
ferment de beaux monumens de gloire pour les
Chirurgiens Français. Les honneurs qu'ils ont re-
çus à la tête des armées chez les étrangers; les opérations brillantes qu'ils ont faites sur le champ de
bataille ou dans les hôpitaux ; le grand nombre de
maladies très-graves guéries sans opération, telles
que les fractures du fémur par une balle, celles
du crâne avec commotion du cerveau, inflammation
de ses membranes, ou même un épanchement san-

guin ; certaines fistules lacrymales, quelques fistules à l'anus, et généralement toutes les fistules urinaires les plus compliquées, sont des titres de gloire que les étrangers peuvent nous envier, mais qui nous défendent d'imiter leurs écarts en courant à la célébrité.

Lorsqu'ils ont cru marcher *à pas de géans* vers la perfection, MM. Percy et Richerand se sont donc abusés. Ils ont prouvé par un fait irrécusable : 1.º le danger de l'excision de la plèvre dans les maladies cancéreuses ; 2.º l'impossibilité d'obtenir jamais le moindre succès de l'injection du péricarde pour guérir l'hydropisie de cette membrane séreuse (1) ; 3.º l'absurdité de quiconque proposerait d'appliquer des ligatures sur un poumon *partiellement affecté*.

Il était donc du devoir d'un Chirurgien Français de faire connaître à ses compatriotes, et même aux étrangers, que si l'intrigue et le despotisme qu'exerce un grand nom sont parvenus à en imposer à la plupart des Rédacteurs des Journaux de Médecine, il est des Médecins qui savent mépriser l'une et l'autre, et n'envier que l'estime de leurs confrères.

---

(1) M. Chamberet, professeur de médecine à Lille, a vu une blessure du péricarde, d'environ trois lignes d'étendue, causer la mort, sans que le cœur eût été atteint par l'instrument vulnérant.

F I N.

Imprimerie de MIGNERET, rue du Dragon, F. S. G., N.º 20.

9 782014 034738